DE LA CURE RADICALE

DE LA HERNIE CRURALE

PAR

LA VOIE INGUINALE

PAR

Le Dr Antoine DUSSUC

Ancien Externe des Hôpitaux de Lyon.

LYON

A. REY, IMPRIMEUR-ÉDITEUR DE L'UNIVERSITÉ

4, RUE GENTIL, 4

1901

DE LA CURE RADICALE

DE LA HERNIE CRURALE

PAR

LA VOIE INGUINALE

DE LA CURE RADICALE

DE LA HERNIE CRURALE

PAR

LA VOIE INGUINALE

PAR

Le Dr Antoine DUSSUC

Ancien Externe des Hôpitaux de Lyon.

LYON

A. REY, IMPRIMEUR-ÉDITEUR DE L'UNIVERSITÉ

4, RUE GENTIL, 4

1901

Arrivé au terme de nos études médicales, c'est avec empressement que nous saisissons l'occasion d'adresser nos remerciements à ceux qui nous ont montré quelque intérêt.

Nous sommes heureux de proclamer notre reconnaissance envers M. le professeur Laroyenne pour la bienveillance dont il fit toujours preuve à notre égard et pour les services qu'il nous a rendus. Aujourd'hui il daigne accepter la présidence de notre thèse, c'est un honneur dont nous ne saurions trop le remercier.

Nous aurons toujours à l'esprit l'exemple de nos maîtres dans les Hôpitaux, dont nous avons pu apprécier le talent pendant les années de notre externat. Nous avons passé deux semestres, dont un en qualité de secrétaire, dans le service de M. le professeur agrégé Vallas, chirurgien des Hôpitaux, nous lui sommes redevable d'une grande partie de nos connaissances chirurgicales, il fut toujours prêt à nous prodiguer son enseignement clair et pratique. C'est dans son service que l'idée de cette thèse est née, et il fut assez bon pour nous encourager et nous aider dans la rédaction de ce sujet.

M. le professeur agrégé Rochet, chirurgien en chef de l'Antiquaille, fut toujours pour nous un maître plein de mansuétude et de bienveillance, nous lui exprimons ici notre profonde gratitude.

M. Chappet, médecin des Hôpitaux, fut pour nous le praticien distingué dont les marques d'amitié ne nous firent jamais défaut.

Enfin nous tenons à témoigner notre gratitude envers nos maîtres de conférences, M. le Dr Prothon, chef de clinique ophthalmologique, et M. Laroyenne, interne des Hôpitaux, celui-ci surtout, dont l'amitié solide sera pour nous l'un des meilleurs souvenirs que nous emportions de nos années d'étudiant.

INTRODUCTION ET PLAN

La question de la hernie crurale est l'une des plus riches de la littérature médicale. Au début de ce siècle, les auteurs furent surtout préoccupés d'en fixer les caractères définitifs, et d'en établir le diagnostic d'avec la hernie inguinale. C'est à Malgaigne que revint l'honneur d'éclaircir son histoire sur ce point.

Aujourd'hui la question thérapeutique est à l'ordre du jour, depuis que Lucas Championnière a montré combien l'on était en droit d'attendre d'heureux résultats de la cure radicale des hernies. Mais si la cure radicale de la hernie inguinale, surtout la congénitale, est définitivement bien établie, il est loin d'en être ainsi de la hernie crurale. L'on peut dire que chaque chirurgien a son procédé particulier, et chaque jour un nouveau mode opératoire est proposé. Sans doute qu'ils manquent surtout de simplicité, et ces opérations compliquées qui nous viennent particulièrement de l'étranger, le plus souvent avec des statistiques discutables, ont trop l'air de vouloir forcer la nature.

M. le professeur agrégé Vallas a bien voulu nous honorer de sa confiance en nous proposant de soutenir dans notre thèse inaugurale un procédé qu'il emploie fréquemment dans la cure radicale de la hernie crurale, et qui se recommande par sa simplicité, par sa facilité, peut-être aussi par sa logique.

Nous voudrions, en effet, pouvoir démontrer que la suture de l'anneau crural est inutile : d'abord au point de vue physiologique, car pourquoi faire jouer un rôle si considérable à cet anneau, alors que dans l'immense majorité des cas aucune hernie ne se produit, ensuite au point de vue chirurgical, car il est fort douteux que le résultat recherché soit obtenu. Au contraire, le sac herniaire est tout. Il s'est formé tantôt congénitalement —rarement il est vrai pour la hernie crurale —, tantôt à l'occasion d'un vice d'attitude, tantôt à la suite d'un trouble pathologique, et la hernie est constituée. C'est donc ce sac qu'il faut détruire aussi complètement que possible, pour détruire l'amorce à une récidive, afin de remettre les choses comme elles étaient avant.

L'idée directrice de ce travail étant ainsi établie, voici quel en est le plan :

Chapitre I. *Étiologie et Pathogénie de la hernie crurale.*

Chapitre II. *Exposition des divers procédés opératoires de la cure radicale de la hernie crurale.*

1° *Des procédés opératoires tendant à l'oblitération de l'anneau ou du canal crural.*

2° *Des procédés opératoires tendant à la destruction de l'infundibulum péritonéal crural,*

DE LA CURE RADICALE

DE LA HERNIE CRURALE

PAR

LA VOIE INGUINALE

CHAPITRE PREMIER

ÉTIOLOGIE ET PATHOGÉNIE DE LA HERNIE CRURALE

L'étiologie doit toujours précéder la pathogénie et, en effet, c'est le plus souvent sur l'étude soignée et la discussion des causes qui ont accompagné le développement d'une maladie que se fondent les théories pathogéniques.

1° La hernie crurale est surtout fréquente *chez la femme;* plusieurs statistiques, celles de Wernher, de Nivet, de Cloquet en font même la hernie la plus fréquente chez la femme. C'est aller un peu loin, Malgaigne et Berger ont montré que la hernie inguinale était légèrement plus fréquente que la hernie crurale, mais la différence n'est toutefois que de quelques unités.

Plus souvent simple que double, elle siège surtout à droite, ceci aussi bien chez l'homme que chez la femme, tous les auteurs s'entendent sur ce point.

2° La hernie crurale appartient à l'*âge adulte*. Est-ce à dire que la hernie crurale congénitale n'existe pas? C'est là un point fort discuté. Il n'existe pas dans cette région, comme dans la région inguinale, un stade du développement du corps humain où le péritoine envoie un diverticule normal dans le canal. Toutefois, la hernie crurale a été signalée chez le nouveau-né, ou chez de très jeunes enfants. Le professeur Berger, qui dans sa communication au Congrès français de chirurgie de 1895 rejetait complètement cette congénitalité, cite dans le *Traité de chirurgie* un cas de hernie crurale chez un fœtus présenté à la Société pathologique de New-York par Élisabeth M. Cushier[1], et, d'autre part, M. Jaboulay est complètement convaincu de l'existence de cette infirmité chez de tout jeunes enfants.

Le fait est pourtant exceptionnel, et la hernie crurale est le propre de l'âge adulte.

C'est ce qui résulte de toutes les statistiques, en particulier de celle de M. Berger, qui est si remarquable et présente tant de garanties de certitude.

D'après l'éminent professeur de Paris, nul jusqu'à cinq ans, le nombre de hernies crurales est insignifiant jusqu'à vingt-cinq ans, se relève à partir de cet âge pour atteindre son maximum de quarante-cinq à soixante-dix ans.

3° L'*hérédité* est un facteur universellement invoqué ; on a voulu faire une véritable diathèse de la hernie, et ce sont surtout les Allemands qui se sont signa-

[1] Elisabeth M. Cushier, *Medical Record*, New-York, 1892, t. XLI, p. 471.

lés dans cette voie. Cette hérédité serait homosexuelle c'est-à-dire que le fils hériterait du père, la fille de la mère. Certains vices constitutionnels auxquels serait due la production de la hernie, se retrouveraient chez les descendants. Toutefois ce facteur semble beaucoup plus contestable dans la hernie crurale que dans la hernie inguinale, où l'on peut invoquer un arrêt de développement expliquant la persistance du canal vagino-péritonéal [1].

4° L'*influence des professions* est trop certaine pour que nous nous y arrêtions longtemps. Celles qui nécessitent le travail debout, surtout le tronc étant penché en avant et relâchant ainsi les muscles abdominaux, et par là le ligament de Fallope, sont très fréquemment celles des hernieux. C'est du reste là une question sur laquelle nous reviendrons dans la pathologie proprement dite.

5° *Influence de la grossesse et de l'accouchement.* — Elle est notée par presque tous les auteurs. Presque toutes les femmes qui portent des hernies les font remonter à un accouchement. Cependant Wernher, se fondant sur les chiffres recueillis à la Société des bandages de Londres, a soutenu que la gestation et l'accouchement n'ont aucune influence marquée sur le développement des hernies. C'était aussi l'idée de Malgaigne. Par contre, Macready, de l'examen de ces mêmes chiffres, arrive à des conclusions diamétrale-

[1] P. Berger : « Le rôle que joue l'hérédité est bien moins marqué dans la hernie crurale que dans la hernie inguinale. » (*T. Duplay Reclus*, t. VI, p. 280.)

ment opposées, et, pour lui, la proportion des femmes qui ont eu des enfants aux nullipares est bien plus élevée que la normale pour les femmes qui ont des hernies. Pour résumer la question, voici ce que dit le professeur Berger[1] : « Ce qui est à noter, c'est que plusieurs femmes qui rapportaient l'apparition de leur hernie à la suite d'une grossesse nous ont avoué qu'avant leurs couches, elles avaient déjà cru remarquer ou sentir quelque chose au siège de la hernie, dont elles n'ont constaté l'existence qu'après leur délivrance. Il est probable, en effet, que dans bon nombre de cas, la grossesse et l'accouchement ne font que déterminer l'accroissement rapide d'une hernie préexistante. Quoi qu'il en soit, l'influence de la parturition sur le développement des hernies, malgré l'incrédulité de Malgaigne, malgré les doutes de Wernher sur ce point, me paraît désormais hors de doute, et l'on ne saurait trop engager les accoucheurs à porter sur ce point leur attention spéciale, à explorer les orifices herniaires au moment où les accouchées commencent à se lever, et à signaler à leurs soins ceux au niveau desquels la protusion des viscères s'est produite ou même semble menacer de se produire. »

6° *Influence des états pathologiques.* — Un certain nombre d'états pathologiques semblent prédisposer aux hernies. De ces maladies, les unes les déterminent en s'accompagnant soit d'efforts violents, soit d'amaigris-

[1] P. Berger, Résultats de l'examen de 10,000 observations de hernies recueillies à la consultation des bandages au Bureau central. (*Congrès français de chirurgie*, 1895.)

sement rapide ; les autres, locales, par le rôle de l'inflammation créant des adhérences du péritoine, soit avec une portion de l'intestin, soit avec la paroi, adhérences qui constituent une véritable amorce.

Les affections de l'appareil pulmonaire qui s'accompagnent de quintes de toux violentes et brusques, sans que le sujet ait pour ainsi dire le temps de mettre ses muscles en état de défense, les affections du système urinaire entraînant la dysurie (rétrécissement de l'urètre, hypertrophie prostatique en particulier), les affections gastro-intestinales provoquant les vomissements, la diarrhée, la constipation, sont dans ce cas. L'effort surprendra le corps dans une attitude défectueuse relâchant l'anneau — et dans la défécation le corps est justement dans cette position vicieuse, — et la protusion des viscères se produira.

La même position vicieuse est à invoquer dans les hernies qui accompagnent parfois les manœuvres de réduction de la luxation congénitale de la hanche par le procédé Paci et Lorentz, et sur lesquelles Narath d'Utrecht vient d'appeler l'attention [1]. D'après cet auteur, elles se seraient montrées 4 fois sur 65 cas, 6 mois après les essais de réduction, et il faudrait incriminer surtout les tractions, l'abduction forcée du membre, la compression forcée des adducteurs à leur insertion pelvienne, la fixation du bassin pendant la réduction proprement dite, le soulèvement de la tête fémorale qu'on porte vers l'aine, puis le rapprochement des

[1] Narath (d'Utrecht), *Congrès allemand de chirurgie* de 1899.

insertions du psoas et du périnée, enfin l'immobilisation prolongée de la hanche dans un appareil plâtré ; ces facteurs amenant un tiraillement, une atrophie des tissus qui permettent au péritoine de s'échapper sous le ligament de Poupart.

Les hernies qui surviennent au cours de la convalescence des fièvres graves, ou au cours des cachexies, sont également aisées à expliquer : leur raison d'être est l'amaigrissement, les tissus mous s'atrophiant, les espaces vides se trouvent agrandis.

Le rôle des inflammations locales explique les hernies crurales dans lesquelles on trouve l'appendice[1] ou les organes génitaux de la femme soudés au sac. Peut-être aussi l'inflammation du ganglion de Cloquet, qui peut déterminer une réaction violente sur le péritoine simulant l'étranglement herniaire[2], peut-elle aussi déterminer une réaction moins intense, caractérisée simplement par l'adhérence du péritoine à ce ganglion sans symptômes péritonéaux bien accentués. Ces soudures favorisent la production de la hernie crurale en constituant une amorce.

7° *La graisse* joue un rôle important dans le développement de la hernie crurale ; c'est là un point qui

[1] Klein, *Brüche der Wurmfortsatzes.* (Thèse inaugurale de Giessen, 1868.)

[2] Hernie crurale étranglée et adénite inguinale profonde. Dans cet article, MM. Le Filliatre et Forget écrivent ceci : « L'enchevêtrement de ce ou ces ganglions dans les mailles du tissu fibreux du *septum crural* nous rend compte de la facilité avec laquelle leur inflammation peut retentir sur le péritoine. » (*Gazette des Hôpitaux*, 1er et 3 janvier 1901.)

explique la fréquence de cette infirmité chez les femmes de quarante à cinquante ans. D'après Lucas Championnière[1], grâce à son état liquide, elle transmet intégralement la pression qu'elle reçoit et est prête à forcer les anneaux. D'autre part, la surcharge graisseuse de l'épiploon et du mésentère rend l'abdomen trop étroit pour les viscères.

Les pelotons adipeux qui tapissent la face pariétale du péritoine peuvent jouer également le rôle d'amorce, mais le lipome préherniaire est trop connu et la hernie de Laugier trop démonstrative pour que nous nous y arrêtions plus longtemps.

Pathogénie. — De ces considérations étiologiques nous pouvons tirer des déductions pathogéniques. Disons de suite — ce que l'étude précédente nous faisait déjà prévoir — que la pathogénie de la hernie crurale n'est pas univoque.

a) Un point important et que nous tenons immédiatement à mettre en lumière, est celui de la largeur de l'anneau. Nous sommes convaincu que le canal crural est, sauf exceptions très rares, suffisamment fermé pour empêcher le péritoine de s'y engager en dehors des troubles physiologiques ou pathologiques. Et en effet, s'il en était autrement, il pourrait s'agir d'un vice constitutionnel se transmettant héréditairement et la hernie crurale devrait exister déjà dans le jeune âge.

[1] Lucas Championnière, *Journal de médecine et de chirurgie pratiques*, 10 septembre 1896, et *Bulletin de l'Académie de médecine*, 25 août 1896.

Or, l'étiologie nous a montré des choses tout à fait différentes. M. Paul Berger déclare en effet que l'hérédité n'est à invoquer qu'exceptionnellement, et, d'autre part, la hernie crurale appartient surtout à l'âge adulte ; elle n'existe pour ainsi dire pas jusqu'à vingt ou vingt-cinq ans ; elle est peu fréquente jusqu'à l'âge de quarante-cinq ans.

Lorsque cette largeur de l'anneau existe, elle résulte ordinairement de l'amaigrissement dû à une convalescence longue ou à une cachexie. C'est donc déjà un trouble pathologique, non un vice constitutionnel.

b) La préformation congénitale du sac, analogue à celle de la hernie inguinale, est également exceptionnelle. La littérature médicale ne possède qu'un seul cas de hernie crurale existant chez le fœtus, celui de Elisabeth M. Cushier[1].

c) Il est bien évident que c'est l'effort qui est la cause déterminante de la hernie crurale, on le retrouve partout, les hernieux l'invoquent toujours. C'est dans les professions, les états physiologiques (accouchements) ou pathologiques (toux, vomissements, constipation) où l'effort est le plus fréquent, que cette infirmité se rencontre.

[1] Jaboulay, in *Le Dentu Delbet*, écrit ceci : « Je crois à la hernie crurale congénitale. Il y a d'abord des enfants très jeunes, de quatre ans, de dix ans, qui ont été opérés pour des hernies crurales. On trouve quelquefois de véritables diaphragmes dans leurs sacs, comme ceux des sacs vagino-péritonéaux. Enfin, on y trouve souvent des ectopies des glandes génitales qui remontent à la première enfance et correspondent aux ectopies testiculaires ou ovariennes inguinales. »

Mais un autre facteur doit entrer en ligne de compte et occuper le premier rang, il faut que la région soit dans un état défectueux. Quel est-il donc ? L'étiologie va se charger de nous répondre. Il semble que cette attitude fâcheuse soit l'abduction de la cuisse sur le bassin combiné à la flexion du tronc. Remarquons que c'est celle de la position gynécologique de l'accouchement, que c'est celle de la défécation, celle aussi que prennent généralement les dysuriques. Remarquons aussi que c'est celle dans laquelle sont immobilisés les sujets atteints de luxation congénitales de la hanche chez qui Narath[1] a observé la formation de hernie crurale ; enfin que c'est celle des tailleurs, qui sont relativement assez fréquemment frappés, en considération du peu d'effort que nécessite leur profession[2]. Dans cette position, en effet, le psoas iliaque est relâché ainsi que le grand oblique, et par là le ligament de Fallope moins tendu. En ce qui concerne la luxation congénitale de la hanche traitée par le procédé Paci-Lorentz, rappelons que d'autres facteurs interviennent, nous les avons cités plus haut.

La toux déterminera souvent cette infirmité, en effet par sa fréquence, par sa brusquerie, elle trouvera facilement la région dans cette attitude défectueuse, et celle-ci se laissera distendre sous la poussée des viscères refoulés par la contraction du diaphragme.

[1] Narath (d'Utrecht), déjà cité p. 15.

[2] P. Berger. Chez les tailleurs, la proportion des hernieux est de 9 pour 1000, tandis que dans le reste de la population, cette proportion n'est que de 2 pour 1000. (*Congrès français de chirurgie*, 1895.)

d) Enfin la théorie de l'amorçage trouve sa place dans les inflammations locales, et aussi dans la surcharge graisseuse du péritoine, là où existent ces pelotons adipeux dont l'état semi-liquide favorise leur engagement à travers des orifices étroits (Lucas Championnière).

CHAPITRE II

EXPOSITION DES DIVERS PROCÉDÉS OPÉRATOIRES DE LA CURE RADICALE DE LA HERNIE CRURALE

Nous ne ferons pas l'anatomie pathologique de la hernie crurale, renvoyant pour cela aux traités spéciaux. Toutefois nous devons rappeler qu'au-dessus du collet existe un large infundibulum, c'est-à-dire une fossette péritonéale, qu'on détruit fort difficilement et presque toujours incomplètement en opérant par la voie crurale. C'est là un point fort important, et nous verrons combien nombreux sont les procédés qui tentent à détruire cet infundibulum, qui déterminerait ordinairement la récidive après l'opération.

Donc nous pouvons déjà établir un classement parmi les multiples modes opératoires proposés :

Ceux qui ne se préoccupent que de réduire ou d'effacer l'anneau crural.

Ceux qui se préoccupent surtout de cet infundibulum.

Toutefois dans cet exposé, pour le rendre plus clair, nous ne présenterons pas les différents procédés au complet, c'est-à-dire tels que les ont décrits leurs auteurs, car le plus grand nombre s'occupent à la fois et de la destruction du sac péritonéal et de l'oblitération de l'anneau. Nous croyons qu'il est préférable de présenter la question de la façon suivante :

1° Des procédés opératoires tendant à l'oblitération de l'anneau crural.

2° Des procédés opératoires tendant à la destruction de l'infundibulum péritonéal crural.

Mais auparavant, signalons pour mémoire le mode opératoire de Billroth, qui se contente d'inciser le sac sans l'extirper, faisant consister toute l'opération dans la réduction des viscères. Un procedé pareil est condamné d'avance et nous n'y insisterons pas.

1° DES PROCÉDÉS OPÉRATOIRES TENDANT A L'OBLITÉRATION DE L'ANNEAU OU DU CANAL CRURAL

Cette oblitération a été recherchée :

A. — Soit par la suture des tissus aponévrotiques voisins ;

B. — Soit par l'occlusion de l'anneau par le sac, par un moignon épiploïque, ou encore par du tissu fibreux de nouvelle formation ;

C. — Soit par l'autoplastie.

A. — **Suture des tissus aponévrotiques voisins.** — Commençons par la suture la plus simple, celle de Lucas Championnière. Cet auteur, préoccupé avant tout de détruire le sac le plus haut possible, déclare qu'« il n'y a pas là, comme dans la hernie inguinale, l'obligation de fermer un long trajet, et ce ne serait pas le lieu de multiplier les sutures perdues. Si l'on en fait deux, au plus trois, au point le plus rapproché du péritoine abdominal, on a lieu d'être satisfait[1] ».

C'était là l'opinion de l'éminent chirurgien en 1892 ; son opinion n'a point changé depuis et, tout dernièrement encore, il pense que l'oblitération de l'anneau est suffisamment obtenue en ramenant vers le ligament de Gimbernat les débris du *fascia cribriformis* et tout le tissu fibreux adjacent, et en les y fixant avec quelques points de suture[2].

John Wood[3], Cushing[4], Berger[5] font une suture plus compliquée. « L'aiguille, dit J. Wood, est passée dans les parties profondes de la gaine fémorale, la portion pubienne du *fascia lata*, et ressort sur la ligne pectinéale, au niveau de la veine fémorale protégée par un écarteur, puis elle est passée dans le ligament de Poupart, ressortant à la partie supérieure de l'incision. L'autre chef de fil est passé à la partie interne de l'incision, au niveau de la portion pubienne du *fascia lata*, et traverse le ligament de Gimbernat pour ressortir au-dessus de l'arcade crurale. »

Berger[6] décrit ainsi son procédé : « J'établis trois

[1] J. Lucas Championnière, *Cure radicale des hernies*, 1892.

[2] J. Lucas Championnière, *Congrès international de médecine de Paris*, 1900.

[3] John Wood, *British Medical Journal*, 1885, t. I, p. 1184. — *Med. Times and Gaz.*, 1885, t. I, p. 777. — *Med. Press. and Circul.*, 1885, t. XXXIV, p. 529, et t. XL, p. 5.

[4] Cushing, *Boston med. und surg. Journal*, 1888, t. CXIX, p. 546.

[5] Berger, *Soc. de chirurgie*, 1892, t. XVIII, p. 341.

[6] Berger, *Traité Chirurgie Duplay Reclus*, t. VI, p. 291.

ou quatre ligatures, superposées d'avant en arrière et concentriques, qui réunissent l'aponévrose du pectiné à l'arcade de Fallope et à l'aponévrose d'enveloppe du grand oblique ; je les place de la manière suivante : avec une aiguille de Reverdin courbe, une anse de soie est passée sous l'aponévrose du pectiné, au ras de son insertion à la crête pectinéale, de manière que ses deux extrémités ressortent dans l'anneau crural, l'externe presque au-dessous de la veine fémorale, qu'on récline fortement en dehors, l'interne tout près du ligament de Gimbernat. Le premier de ces chefs est repris par l'aiguille, avec laquelle on ponctionne l'arcade crurale en avant de la veine fémorale ; on glisse de dehors en dedans la pointe de l'aiguille dans la gouttière que forme la face supérieure de l'arcade et on la fait ressortir au delà des limites internes de l'orifice herniaire, au niveau du ligament de Gimbernat; on obtient ainsi une boucle qui étreint d'une part la partie supérieure de l'aponévrose du pectiné, de l'autre le bord inférieur de l'arcade crurale dans toute la largeur de l'anneau crural ; en serrant cette anse, on ferme l'anneau crural. Trois ou quatre autres points sont placés en avant du précédent. »

C'est là, presque identiquement, le procédé de Raffa[1], qui n'en diffère que par des détails.

Le procédé de Bassini[2] ne diffère du précédent que parce que les derniers points de suture, étagés de haut

[1] Raffa (de Vienne), *Clinica chirurgica*, 1897, n° 2, et *Centralblatt f. Chir.*, 1897, p. 653.

[2] Bassini, *Arch. f. klin. Chirurgie*, 1894, t. XLVII, p. 1, et *Padova*, 1893.

en bas et de dedans en dehors, réunissent le ligament falciforme à l'aponévrose du pectiné.

Josef Fabricius[1] isole dans toute sa partie interne le ligament de Fallope, en détachant avec un coup de ciseau le feuillet profond du *fascia lata* qui s'y insère. On place alors des points de suture entre le ligament de Fallope d'une part, et, d'autre part, l'aponévrose pectinéale, puis l'origine du muscle pectiné, et enfin le périoste. Puis l'auteur conseille en outre de ramener le feuillet superficiel du *fascia lata* par-dessus les vaisseaux, et de le suturer à nouveau à l'arcade de Fallope.

Richelot[2] prend d'abord le contour externe de l'anneau fibreux au-devant de la veine, chemine vers le ligament de Gimbernat, l'accroche et ressort en traversant d'arrière en avant l'arcade crurale, en ayant soin de ne pas prendre le canal déférent. Trois fils suffisent d'ordinaire à une oblitération parfaite.

Le procédé de Lockwood[3] ressemble beaucoup à celui-ci.

Dans le procédé de Tricomi[4], l'anneau est fermé au moyen de cinq anses de fils de soie. Chaque anse de soie pénètre successivement dans l'arcade fémorale, la gaine des vaisseaux, le *fascia pectinea*, le muscle pectiné dans toute son épaisseur, le ligament de Gimbernat, et enfin traverse une seconde fois l'arcade.

[1] Josef Fabricius, *Centralbl. f. Chirurgie*, n° 6, 1894, p. 121.
[2] Richelot, *Société de chirurgie*, 1888, t. XVIII, p. 349.
[3] Lockwood, *Lancet*, 1893, t. III, p. 1297.
[4] Tricomi, *Riforma medica*, 1892, p. 556.

En formant ces anses de fil, on ferme l'anneau crural comme une bourse.

Boltini fait des points de suture en bourse, qui diminuent les dimensions de l'anneau.

Colzi [1] fait une suture unissant le ligament de Cooper à l'arcade de Fallope et au ligament de Gimbernat et qui vient se terminer en spirale à l'aponévrose superficielle.

Enfin, dernièrement, Bonomo [2] (de Florence) a fait la communication suivante : « Dans la cure radicale de la hernie crurale, la plus grande difficulté réside dans la tension et la résistance de l'arcade de Fallope, et il est avant tout nécessaire, pour avoir un bon résultat, d'obtenir l'affaissement de cette arcade. Le grand nombre des procédés proposés pour le traitement opératoire de la hernie crurale, suffit à prouver que la plupart d'entre eux ne donnent pas des résultats très satisfaisants. Dans le procédé que j'emploie, j'oblitère le sac avec des fils en bourse ; puis je ferme l'anneau crural en abaissant la paroi postérieure du canal inguinal jusqu'au niveau de la branche horizontale du pubis, et en la fixant à ce niveau à l'aponévrose du pectiné. »

Poullet [3] de Lyon a tellement confiance en l'oblitération de l'anneau, qu'il se contente de réduire autant que possible la largeur du trajet sans enlever le sac.

[1] Colzi, *Cont. d. Chir. operat. in Buggi*, p. 8.

[2] Bonomo (de Florence), *Congrès international de médecine de Paris*, 1900.

[3] Poullet (de Lyon), *Congrès français de chirurgie*, 1898.

B. **Occlusion de l'anneau par le sac, par un moignon épiploïque, ou par du tissu fibreux de nouvelle formation.** — Macewen[1] et Stanmore Bishop[2] ont pensé au sac pour oblitérer l'anneau. Après l'avoir disséqué, ils en font une pelote solide qu'ils fixent à l'orifice supérieure du canal crural ; le sac est replié sur lui-même un certain nombre de fois.

Dubois[3] se fondant sur ce fait que, dans certains cas d'adhérences épiploïques au collet du sac, on a terminé l'opération par la ligature en masse du sac et de l'épiploon, et abandonné le moignon ainsi formé dans le canal, a voulu faire de cette méthode d'exception la règle, dans le traitement des hernies épiploïques crurales.

Il y a quelques années, on a voulu utiliser les propriétés sclérogénétiques de certains liquides, pour établir une véritable barrière de tissu fibreux au-devant de la hernie. Lannelongue[4] en a réglé ainsi les points principaux : la hernie étant maintenue réduite par un aide, on fait des injections à la périphérie du sac herniaire en prenant comme point de repère le squelette ortéo-périostique de la région. On injecte ainsi jusqu'à quatre-vingts gouttes de chlorure de zinc à 1/10 chez

[1] Macewen, *Annals of surgery*, 1886, t. IV, p. 117, et *British med. J.*, 1887, t. II, p. 1263.

[2] Stanmore Bishop, *Lancet*, 1890, t. I, p. 1169.

[3] Dubois, *Journ. de méd. chir. et pharm. de Bruxelles*, 1885, t. LXXX, p. 481.

[4] Lannelongue, Technique de la cure radicale de la hernie par la méthode sclérogène (*Bulletin de l'Acad. de médecine*, 6 juillet 1897).

l'adulte. Après les injections, on applique un pansement ouaté compressif, qu'on maintient pendant quatre jours.

C. **Autoplastie.** — Certains chirurgiens, les uns se trouvant en présence d'anneaux trop dilatés pour songer à en rapprocher les bords par des points de suture, les autres n'ayant qu'une confiance limitée en cette suture de tissus peu vascularisés, se sont adressés à l'autoplastie.

On a cherché à obtenir cette oblitération à l'aide de procédés autoplastiques différents. Les uns se sont servis de muscles, les autres du périoste, les autres, enfin, d'os.

a) *Myoplastie.*— La même année ont paru différentes publications — chaque auteur revendiquant pour lui la priorité — sur un procédé autoplastique consistant à tailler un lambeau dans le muscle pectiné.

Le procédé consiste à tailler dans le muscle pectiné une languette musculaire suffisante pour combler l'orifice du canal sans tiraillement. Le lambeau, relevé en haut, est suturé à la paroi abdominale. Salzer[1] ne prend que la partie du muscle pectiné adjacente à son aponévrose; Waston Cheyne[2], Giordano[3], Stonham[4] taillent une languette comprenant toute l'épaisseur du muscle.

Le tissu musculaire, en s'atrophiant, produit un tissu

[1] Salzer (d'Utrecht), *Centr. für Chir.*, 1892, p. 665.

[2] Waston Cheyne, *Lancet*, 1892, t. II, p. 139.

[3] Giordano, *Gazz. med. de Torino*, 1892, t. XLIII, p. 661. — Analysé in *Rif. med.*, 1892, t. III, p. 634.

[4] Stonham, *Lancet*, 1892, t. II, p. 1198.

fibreux résistant (W. Cheyne). Schwartz[1] a décrit en 1893 un procédé analogue, mais où l'autoplastie se fait aux dépens du moyen adducteur, dans lequel il taille un lambeau musculaire à base inférieure de 8 centimètres de longueur, qu'il relève en haut et suture à l'arcade et à l'aponévrose pectinéale, par des fils de soie très fins.

Ce procédé, qui alors n'avait été pratiqué qu'une seule fois dans la cure radicale d'une hernie crurale du volume d'une tête d'enfant et à anneau très large, fut renouvelé plusieurs fois, et Gesland[2], dans sa thèse, inspirée par Schwartz, en cite sept cas.

Schwartz[3], dans une récente communication, se déclare enchanté de cette opération. Sur trois sujets revus, un seul présentait une récidive.

b) *Autoplastie ostéopériostique.* — Le procédé de Trendelenburg[4] est ainsi décrit, d'après Hackenbrüch[5], par Bresset[6] : « Pour tailler le lambeau ostéopériostique, on divise en partie, avec le bistouri, les fibres des muscles droits de l'abdomen, au niveau de leur insertion à l'arête antérieure du bord supérieur

[1] Schwartz, *Association française de chirurgie*, 1893, t. VII, p. 685.

[2] H. Gesland, *de la Myoplastie dans la cure radicale de la hernie crurale* (thèse de Paris, 1897).

[3] Schwartz, Congrès international de médecine, Paris, 1900, in *Revue de chir.*, 1900, t. II, p. 415.

[4] Trendelenburg, *Verhandl. des deutsche Gesellschafft*, 1893, pl. I, p. 76.

[5] Hackenbrüch, *Beiträge zur klin. Chir.*, 1894, t. XI, p. 779.

[6] Bresset, *Résultats éloignés de la cure radicale de la hernie crurale* (th. de Paris, 1895, p. 21).

des deux branches horizontales du pubis ; puis, on sectionne de même les fibres du droit interne et du grand adducteur, le long du bord interne de la branche descendante du pubis. Avec un large ciseau, et en commençant par la symphyse du côté sain, on taille aux dépens des os pubiens et de la symphyse un lambeau de 2 centimètres et épais de plusieurs millimètres, et on le laisse autant que possible en continuité avec le squelette, au niveau de l'épine du pubis, du côté de la hernie. Le lambeau taillé est ensuite rabattu en haut, de façon à ce que sa face périostique regarde en arrière et sa face saignante en avant; l'extrémité supérieure est amenée en avant du ligament de Poupart et fixée par des sutures au catgut, d'autres sutures fixent le lambeau osseux au moignon du sac. »

Hackenbrüch donne les observations détaillées de cinq cas opérés de cette façon à la clinique de Bonn. Dans trois d'entre eux seulement le résultat fut satisfaisant.

Point n'est besoin d'insister sur la complexité de ce procédé et sur l'immense incision qu'elle nécessite; elle doit, en effet, commencer vers l'épine du pubis, du côté sain, passer au-devant de la symphyse et s'étendre jusque vers l'épine iliaque antéro-supérieure du côté malade!

Poullet[1] se sert du tendon d'insertion du moyen adducteur. « Le bistouri, dit M. Poullet, est glissé à plat sous cette bande fibreuse, que l'on sectionne à 3 ou 4 centimètres de son insertion au pubis ; ce tendon

[1] Poullet, *Congrès international de Rome*, 1894, et *Gaz. hebd. des sc. med. de Bordeaux*, 1894, t. XV, p. 172.

devient l'extrémité libre du lambeau. On finit de le séparer avec la rugine tranchante, en laissant à sa face profonde toute la masse de tissu fibreux qui recouvre le pubis. Cet os est dénudé sur une étendue verticale de 2 centimètres et transversalement depuis la ligne de la symphyse pubienne jusques et y compris l'épine du pubis, qui est comme déshabillée. On ménage avec soin la large insertion de ce lambeau au bord libre du pubis, et on relève ce lambeau contre l'orifice... »

c) *Transplant osseux.* — C'est la méthode de Thiriar[1]. Il interpose un gros bouchon d'os décalcifié et aseptique entre le moignon du sac rentré dans l'abdomen et la paroi. Voici comment ce chirurgien décrit son procédé : « Le sac disséqué haut et réséqué, le moignon abandonné disparaît dans la paroi abdominale. Entre cette paroi et le péritoine, de façon à boucher complètement l'orifice herniaire, j'interpose une solide plaque d'os décalcifié, qui est bien maintenue dans sa position par quelques sutures qui rapprochent et réunissent les bords de l'orifice. Le transplant est destiné à être remplacé par un tissu fibreux solide, qui se fusionne avec les parois voisines pour fermer l'orifice herniaire, repousser la fossette péritonéale et la remplacer par une saillie. »

Parmi les cas où ce procédé fut employé, deux fois il y eut une suppuration si abondante qu'on dut enlever le transplant osseux, malgré toutes les précautions d'asepsie prises.

[1] Thiriar, *Association française de chirurgie*, 1893, t. VII, p. 318, et *Mercredi médical*, 1893, p. 249.

Nous pouvons rapprocher ce mode opératoire de celui de Schwartz[1], qui lui ressemble par l'idée de provoquer la formation de tissu fibreux par un corps étranger, qui ici n'est plus de l'os décalcifié, mais un peloton de catgut. Après avoir suturé « par le plus grand nombre de points de catgut ou de soie, les parois du canal crural, de façon à le fermer le mieux possible, je remplis le canal crural, là où se trouve le ganglion crural profond, par un tampon de catgut très aseptique, et suturé par-dessus, de façon à obtenir un véritable bouchon cicatriciel, qui renforce la faible barrière opposée par l'anneau crural ».

2° DES PROCÉDÉS OPÉRATOIRES TENDANT A LA DESTRUCTION DE L'INFUNDIBULUM PÉRITONÉAL CRURAL

La destruction du sac le plus haut possible préoccupe presque tous les chirurgiens, et, pour un grand nombre, c'est le point capital dans la cure radicale. C'est là l'opinion de Lucas Championnière, pour qui le traitement de l'anneau n'est qu'accessoire, tandis qu'il importe de supprimer toute surface péritonéale glissante, d'effacer toute dépression du côté du ventre, c'est-à-dire toute amorce pour la formation d'une nouvelle hernie.

O. von Buengner[2] insiste, lui aussi, sur la ligature élevée du sac, ainsi que Mitchell Banks[3], mais ces chirur-

[1] Schwartz, *Société de chirurgie*, 1892, t. XVIII, p. 356.

[2] O. V. Buengner, *Deutsche Zeitschr. für Chir.*, 1895, t. XXXVII, p. 549.

[3] M. Banks, *Brit. Med. J.*, 1887, t. II, p. 1259 et *Brit. M. J.*, 1893, t. II, p. 1043.

giens ne donnent pas de procédés spéciaux dans ce but.

On s'est adressé d'abord, soit à la torsion du sac, soit à sa suspension.

Ball[1], auquel doit être attribué la paternité de la première méthode, saisit le sac avec une pince et lui imprime un mouvement de torsion, comprenant trois ou quatre tours sur son axe. La ligature du collet est alors placée et le sac réséqué.

Kocher[2] emploie une méthode mixte. Après avoir isolé le sac et l'avoir tordu aussi fortement que possible, il le fait passer au travers d'une petite ouverture pratiquée au-dessus de l'arcade fémorale et il le fait entrer dans une large suture, embrassant l'aponévrose pectinéale et l'arcade de Fallope.

La suspension du sac possède de nombreux partisans.

Barker[3] conserve les deux chefs de la ligature du sac excisé, et les conduit dans le tissu cellulaire sous-péritonéal, bien au-dessus de l'arcade crurale, à l'aide d'une aiguille mousse. Les deux chefs sont alors liés en avant de l'aponévrose du grand oblique. Le procédé que Barker a appliqué d'abord aux hernies inguinales, est utilisé par un grand nombre de chirurgiens : Heuston[4], Lockwood[5], Berger[6].

[1] Ball, *British. Med. J.*, 1887, t. II, p. 1272.

[2] Kocher, *Corresp. Blatt. f. Schweizer Aerzte*, 1892, t. XXII, p. 561.

[3] A.-E. Barker, *Med. chir. Trans.*, 1890.

[4] Heuston, *Brit. Med. J.*, 1887, t. II, p. 1206

[5] Lockwood, *Lancet*, 1893, t. II, p. 1297.

[6] Berger, *Soc. de chir.*, 1892, t. XVIII, p. 341, et *T. Chir. Duplay Reclus*, t. VI, p. 289.

Cette suspension du sac est aussi défendue par Buchanan, cité par Jaboulay[1]. Le professeur Poncet (de Lyon) enfin, l'emploie dans la cure radicale de la hernie crurale.

D'autres opérations ont été proposées dans ce but.

Delagénière[2], considérant l'arcade de Fallope comme une corde inextensible qui empêche la ligature assez haut du sac, et qui met obstacle aux sutures ayant pour but la fermeture de l'anneau, propose de la sectionner complètement du haut en bas. On arrive ainsi beaucoup plus haut, la ligature du sac est faite, puis il abaisse et suture isolément chacune des deux moitiés de l'arcade à l'aponévrose du pectiné. Entre les deux lèvres de division de l'arcade, il reste donc un angle que le travail de réparation doit entièrement fermer.

Enfin, la voie inguinale a été proposée, mais nous tenons à consacrer un chapitre entier au développement de cette méthode opératoire.

Laparotomie. — Mais avant, signalons l'opération de la cure radicale de la hernie par la laparatomie, et qu'ont défendue Lawson Tait, Widenham, Maunsell. Ce procédé comporte une incision médiane, partant du pubis et juste suffisante pour admettre deux doigts. On fait la suture de l'anneau, mais le sac n'est pas réséqué.

[1] Jaboulay, *T. Chir. Le Dentu Delbet*, t. VII, p. 739.
[2] Delagenière (du Mans), *Archiv. prov. de Chir.*, 1896, n° 2, p. 61.

CHAPITRE III

CURE RADICALE DE LA HERNIE CRURALE PAR LA VOIE INGUINALE

Astley Cooper faisait déjà l'incision au-dessus de l'arcade de Falloppe, dans l'opération de la cure radicale de la hernie crurale.

En 1877, Annandale opéra deux cas par la voie inguinale. Il s'agissait, dans le premier cas, d'une hernie inguinale coïncidant avec une hernie crurale, celle-ci récidiva ; dans le second, d'une hernie crurale simple, qui fut revue trois mois après, sans récidive.

Mais il ne s'agissait là que d'un procédé d'exception, qu'on était loin d'ériger en méthode opératoire.

Ce fut Ruggi[1] qui, le premier, montra qu'il y avait là un moyen d'arriver à la guérison opératoire de la hernie crurale.

Il décrivit deux procédés.

Dans le premier, l'incision est de forme variable et se fait au niveau même de l'arcade de Fallope. La fosse de Scarpa et le sac sont disséqués, l'intestin est réduit,

[1] Ruggi, *Del metodo inguinale nella cura radicale dell ernia crurale* (Bologne, 1893).

l'épiploon réséqué. Puis, faisant rétracter les téguments en haut, Ruggi ouvre le canal inguinal par une incision longeant l'arcade à 1 cm. 1/2 au-dessus, met à découvert le canal crural; une pince va saisir alors le sac et l'attire dans la région inguinale. Le collet est suturé le plus haut possible. L'opération se termine par la suture du canal crural, en unissant l'arcade crurale au ligament de Cooper et par la reconstitution du canal inguinal. Il taille, dans certains cas, un lambeau dans l'aponévrose de Cooper et s'en sert pour fermer l'anneau crural.

Dans le second procédé, Ruggi incise d'emblée le canal inguinal.

Parlavecchio[1], afin de laisser intacte la partie inférieure du canal inguinal et d'épargner les deux orifices, fait une incision au tiers de l'arcade, à 1/2 centimètre au-dessus, et s'arrêtant à 1/2 centimètre du pilier inférieur et externe du canal inguinal.

Tuffier[2], depuis, a repris la question. Le manuel opératoire qu'il décrit, comprend six temps.

1er temps. — Incision parallèle au canal inguinal, partant de son orifice cutané pour se prolonger à quatre travers de doigt, en haut et en dehors. Ouverture du canal, moins les orifices aponévrotiques, si la hernie crurale est petite.

Le cordon spermatique ou le ligament rond est relevé en haut par un écarteur qui le protège.

2e temps. — On tombe alors sur l'orifice supérieur du canal crural, perdu dans le tissu cellulaire sous-

[1] Parlavecchio, *Riforma medica*, 1893, t. IX, p. 496-507.
[2] Tuffier, *Revue de chirurgie*, 1896, n° 3, p. 240.

péritonéal. Il suffit de dissocier avec l'index ce tissu, pour sentir, contourner et isoler la partie supérieure en collet du sac crural.

3e temps. — On fait sortir la hernie crurale par la plaie inguinale. Lorsque la hernie est petite, il suffit d'enfoncer le doigt entre l'anneau et le sac pour l'attirer vers le plan inguinal. On peut alors l'examiner, et constater que la hernie comprend trois parties : le sac crural, l'anneau, et un large infundibulum inguino-crural.

4e temps. — Le péritoine, bien isolé, est ouvert. On résèque l'épiploon aussi haut que possible. De même, le sac est réséqué bien au-dessus de l'anneau.

Dans tous les cas de hernie à contenu partiellement irréductible ou volumineux, M. Tuffier ouvre le péritoine au-dessus de la hernie avant de décortiquer le sac.

5e temps. — La suture de l'anneau est alors plus ou moins facilement pratiquée par affrontement de l'arcade de Fallope à l'aponévrose du pectiné, au niveau de la partie supérieure de l'anneau crural.

6e temps. — Il ne reste plus qu'à suturer les différents plans de l'incision inguinale.

De cette façon, ajoute M. Tuffier, non seulement le sac est enlevé, mais aussi le large infundibulum qui le surmonte, et qui pourrait constituer une véritable amorce à une récidive.

La fermeture de l'anneau crural naturel peut présenter des difficultés. Dans deux cas M. Tuffier le trouva trop étroit, trop rigide, trop éloigné des sutures péritonéales pour s'en inquiéter, et les deux malades sont restés guéris. Dans les autres cas il était possible de rapprocher l'arcade de Fallope du ligament de Cooper et de diminuer ainsi par une suture les dimensions de ce canal.

M. Tuffier déclare enfin ce procédé formellement indiqué dans le cas de coïncidence de hernie inguinale et crurale. Les seuls inconvénients de ce mode opératoire sont l'ouverture de la région inguinale et le danger d'une éventration, mais ces inconvénients sont facilement évités par l'asepsie.

Ce procédé est applicable aux hernies étranglées, dont il facilite beaucoup l'opération. Une fois le péritoine ouvert au-dessus du collet, on résèque l'épiploon. Ceci fait, le plus souvent la réduction de l'intestin s'opère facilement par de légères tractions, ou bien on pratique le débridement.

Sur huit cas opérés de cette façon, M. Tuffier n'a constaté qu'une seule récidive.

On peut rapprocher de ce procédé, celui que Vitrac[1] a proposé dernièrement pour le drainage du sac au-dessus de l'arcade dans la hernie étranglée, et qu'il appelle l'ectokélostomie. Il opère de la façon suivante : une première incision crurale étant faite, le sac est disséqué, puis ouvert, afin d'évacuer le liquide qu'il contient, l'état de l'intestin est reconnu, puis l'anse est réduite ; une seconde incision est alors faite au-dessus de l'arcade de Fallope, une pince est introduite par cette dernière incision et va chercher le sac, qui est ramené au dehors, on place un drain, et l'on peut refermer l'anneau. C'est donc un moyen de drainer le sac, et permettant la fermeture du trajet herniaire.

[1] Vitrac, *Revue de chirurgie*, janvier 1901, p. 98.

CHAPITRE IV

CURE RADICALE SANS SUTURE DE L'ANNEAU PAR LA SIMPLE RÉSECTION DU SAC ET PAR LA VOIE INGUINALE

Certains des procédés que nous venons d'exposer se condamnent par eux-mêmes, et point n'est besoin d'une longue discussion pour faire ressortir non seulement leur inefficacité, mais même leur danger.

C'est d'abord le procédé de Dubois, qui est à rejeter complètement. L'idée d'oblitérer le trajet herniaire par le moignon épiploïque ligaturé est repoussé par tous les chirurgiens. Il est évident qu'une amorce à une récidive sera réalisée au premier chef de cette façon.

Là encore réside le danger, dans les méthodes où le sac est fixé au niveau de l'anneau crural suivant les procédés de Marcewen et de Stanmore Bishop d'une part, de Kocher d'autre part.

L'autoplastie ostéopériostique proposée par Trendelenburg ne saurait également être acceptée; une incision aussi considérable que celle qu'elle nécessite et qui s'étend de l'épine du pubis du côté sain pour aboutir à l'épine iliaque antero-supérieure du côté de la hernie, suffit à la faire rejeter. Le procédé de M. Poullet serait peut être préférable, mais le même reproche est encore à appliquer ici.

Quant à l'idée d'interposer un corps étranger pour combler l'anneau, les dangers d'infection sont trop grands, malgré les précautions aseptiques, pour qu'un chirurgien consciencieux ne recule pas devant cette menace. Thiriar n'avoue-t-il pas que dans deux cas il dut retirer le transplant osseux, tant était abondante la suppuration ?

Voilà déjà plusieurs procédés de cure radicale éliminés, et nous voyons déjà le débat se limiter.

Examinons dès lors les méthodes opératoires qui ont en vue la fermeture du trajet crural.

Nous devons nous demander si le but qu'on se propose d'atteindre est obtenu ; enfin, s'il n'y a pas dans cette opération un danger.

1° *L'oblitération de l'anneau est-elle réalisée ?*

Et d'abord, peut-on rapprocher les bords de cet anneau ? Nombreux sont les chirurgiens qui déclarent ce rapprochement impossible : « L'oblitération ou même le rétrécissement de l'anneau profond ne peut être obtenu, puisque le bord postérieur est osseux et le bord antérieur rigide, inextensible. » C'est là l'idée de Marchand [1], de Schwartz [2], de Mayor [3], d'Anderegg [4].

Et la même conviction ne ressort-elle pas complètement des opérations de Fabricius et de Delagenière ? celui-là desinsérant le ligament de Fallope de son

[1] Marchand, *Soc. de chirurgie*, 1892, t. XVIII, p. 352.
[2] Schwartz, *Soc. de chirurgie*, 1892, t. XVIII, p. 356.
[3] Mayor, th. de Berne, 1889.
[4] Anderegg, *Deutsche Zeitsch. f. Chir.*, 1886, t. XXIV, p. 207.

attache interne, celui-ci le sectionnant par le milieu, de haut en bas.

Toutefois, ajoutons que l'opinion contraire est soutenue par J.-L. Reverdin[1], qui déclare que « la partie externe de l'anneau peut, comme il l'a fort bien constaté, être assez facilement rapprochée du bord interne constitué par le ligament de Gimbernat », et par M. le professeur Berger[2] : « J'ai toujours été surpris du peu de force qu'il faut pour amener et maintenir l'arcade crurale au contact du pubis par des sutures ; aussi, j'ai tout lieu de croire que les adhérences obtenues de la sorte peuvent se transformer en une oblitération définitive de l'anneau crural. »

En admettant que ce rapprochement soit possible, sera-t-il durable ? Les tissus élastiques que sont ces ligaments ne tendront-ils pas à reprendre leur place et à s'écarter ? Berger, pour prévenir cette possibilité, a le soin de mettre la jambe du côté opéré dans une demi-flexion afin de relâcher les tissus. Mais en rappelant combien la soudure de tissus peu vascularisés comme les aponévroses et les ligaments est douteuse, nous voyons qu'il y a bien des chances pour que les fils de catgut soient résorbés avant cette réunion ou que les fils de soie aient coupé les tissus fibreux qu'ils suturaient.

Aussi a-t-on proposé de fermer l'anneau avec du muscle. Cette méthode peut-être serait plus légitime ; mais le muscle doit se transformer en tissu fibreux et nous en verrons les inconvénients.

[1] J.-L. Reverdin, *Revue médicale de la Suisse Romande*, 1887, t. VII, p. 112.

[2] Berger, *Soc. de chirurgie*, 1892, t. XVIII, p. 341.

2° *Le tissu de cicatrice formé au niveau de l'anneau est-il un obstacle sérieux à une récidive?*

Nous ne le pensons pas.

C'est là l'opinion de M. le professeur agrégé Vallas, qu'il ne cessait de nous répéter, et nous ne saurions que souscrire à cette idée de ce maître éminent.

C'est là l'explication des échecs que l'on éprouve dans les opérations compliquées qui ont pour but l'oblitération de l'anneau. Et ceci nous explique l'oubli dans lequel est tombé le procédé de la cure radicale des hernies par la méthode sclérogène de Lannelongue, quoique présentant les avantages d'une méthode non sanglante.

En effet, on tend à provoquer la formation de tissu fibreux — le tissu de cicatrice en est un — et son peu de vitalité, son peu de résistance ne faciliteront-elles pas sa distension ?

Nous arrivons donc tout simplement à cette conclusion que :

Les opérations de cure radicale de la hernie crurale ne doivent avoir pour unique objet que la résection pure et simple du sac pratiquée très haut, afin de détruire aussi complètement que possible l'infundibulum.

La torsion du sac peut-elle donner ce résultat ? Nous ne le pensons guère. Certainement on enlève une plus grande portion du péritoine ; mais cette torsion déterminera la production d'une fossette péritonéale à ce niveau, et si l'infundibulum est détruit, on en aura créé un autre.

Pouvons-nous espérer davantage de la suspension

du sac? Il s'agit évidemment là d'une bonne opération, et l'infundibulum est changé de place, il est fixé à la paroi abdominale, et il n'existe plus là où sa présence pourrait être défavorable. Nous croyons que c'est beaucoup plus à cette suspension du sac qu'à la suture de l'anneau que Berger doit les heureux résultats qu'il proclame. Toutefois, cette opération ne présente-t-elle pas des inconvénients? Pour répondre à cette question, voici ce que dit M. Jaboulay à propos du procédé de Kocher : « Le résultat est beau immédiatement, mais le sac invaginé dans la paroi peut se sphacéler et produire de la suppuration consécutivement. »

Le mode opératoire de Delagenière arrive à détruire beaucoup de surface péritonéale, mais la grosse objection à lui faire, a déjà été faite : la section de l'arcade facilitera au premier chef la production de ce tissu de cicatrice dont nous avons signalé l'inconvénient.

Que ressort-il de toute cette discussion? Nous voyons que la première condition à réaliser est la destruction de la surface glissante qu'est le sac herniaire, sur laquelle Lucas Championnière a tant insisté, et ajoutons que c'est presque la seule. Il faut remettre les choses en l'état normal. Les procédés de fermeture de l'anneau sont insuffisants, ils n'arrivent pas au but recherché; au contraire, ils aboutissent à créer un tissu défavorable, un tissu prêt à se laisser distendre.

Nous avons vu combien la voie crurale est défectueuse au point de vue de la destruction de l'infundi-

[1] Jaboulay, *T. de chir. Le Dentu Delbet*, t. VII, p. 739.

bulum crural ; la voie inguinale, elle, permet de suturer le péritoine aussi haut que l'on veut.

Pendant le séjour que nous avons fait dans le service de M. le professeur agrégé Vallas, chirurgien de l'Hôtel-Dieu de Lyon, nous avons été le témoin de plusieurs cures radicales de hernie crurale. Les idées que nous avons exposées dans ce travail sont celles de notre maître, et elles nous permettront d'être bref sur les opérations qu'il pratique dans ce cas. Et, en effet, avec son profond sens clinique, éloigné du dogmatisme si néfaste en médecine, il pense qu'à chaque cas doit s'appliquer une thérapeutique spéciale.

L'idée principale qui le préoccupe est précisément le peu de résistance du tissu de cicatrice produit par les manœuvres de fermeture de l'anneau et le danger de la destruction incomplète de l'infundibulum crural. C'est ce qui l'a poussé à adopter la voie inguinale et à ne pas toucher à l'anneau crural. C'est donc le procédé de Tuffier, qui n'en diffère que par le second point. Aussi n'aurons-nous pas à insister.

Les dangers de cette méthode sont presque nuls et facilement évitables. En effet, la blessure de l'artère épigastrique — si dans certains cas elle ne peut être évitée — n'est pas si importante, et l'hémorragie est trop facilement arrêtée par une pince à forcipressure pour que le chirurgien s'en préoccupe.

Le cordon spermatique ou le ligament rond est incliné en haut et maintenu par un écarteur, du reste la blessure du ligament rond n'est pas inquiétante, et la grande majorité des hernies crurales existe chez des femmes.

Quant à l'éventration, pour l'éviter, il suffira de prendre des soins minutieux d'asepsie, et de faire des sutures en étages. Du reste, ce genre d'accident consé-

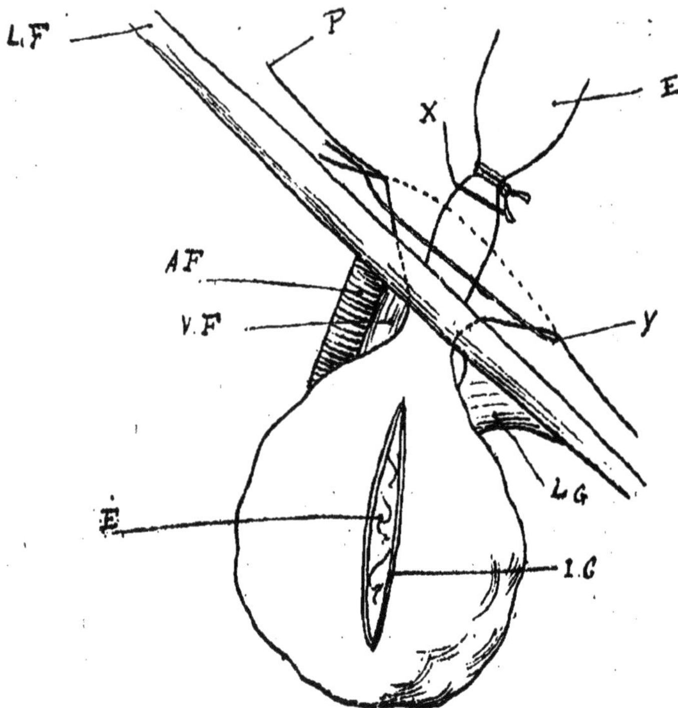

LF, Ligament de Fallope. — LG, Ligament de Gimbernat. — P, Péritoine. — E, Epiploon. — AF, Artère fémorale. — VF, Veine fémorale. — IC, Incision crurale du sac herniaire. — X, Ligne de section de l'épiploon. — Y, Fil de ligature de l'infundibulum crural.

cutivement à cette opération n'est pas noté dans les observations de M. Tuffier, et dans les six observations que nous relatons plus loin, nous ne l'avons pas trouvé.

Dans les grosses épiplocèles crurales, dans ces cas où l'on ne peut songer à réduire ces grosses masses adhérentes d'épiploon par un orifice aussi rétréci que l'anneau crural, l'incision inguinale sert à pratiquer la section de l'épiploon bien au-dessus de l'anneau, l'épiploon sectionné est alors enlevé par une seconde incision faite au-dessous de l'arcade de Fallope.

De cette façon on rétablit les choses telles qu'elles étaient avant. On a fait disparaître la hernie, et le péritoine ne présente plus de fossette au niveau de la région, fossette qui constituerait une amorce à une récidive.

Nous renvoyons à la figure schématique que nous avons adjointe à cette étude pour la rendre plus claire.

L'étranglement herniaire est-il une contre-indication à l'opération de la cure radicale de la hernie crurale par la voie inguinale ? Au début de ce travail nous pensions qu'il y aurait un danger à réduire dans l'abdomen un intestin dont on n'a pas constaté l'intégrité. Pourtant, au cours des recherches bibliographiques nécessitées par ce travail, nous avons vu que Vitrac juge la chose possible, c'est même pour cet auteur un mode de drainage parfait pour les hernies crurales étranglées. D'ailleurs, l'incision crurale peut permettre de reconnaître l'état de l'intestin avant l'incision inguinale, cette dernière terminant l'opération de la hernie étranglée par la cure radicale. En tout cas, nous pensons que lorsque l'étranglement est récent, que lorsqu'il y a des probabilités pour que l'anse soit saine et le sac non rempli d'un liquide séro-sanguinolent louche, la voie inguinale peut parfaitement être proposée.

OBSERVATIONS

Nous avons pu réunir six observations de cure radicale de hernie crurale pratiquée de cette manière. Elles proviennent toutes du service de M. Vallas. Les trois premiers cas ainsi opérés nous ont eu pour témoin pendant le semestre que nous avons passé dans ce service en qualité de secrétaire.

Les premières datent du mois de septembre 1899. Les malades ont tous été revus par nous dans le courant du mois de janvier 1901, sauf un que nous n'avons pu retrouver et un autre qui est décédé en novembre 1900, mais sur lequel nous avons pu toutefois avoir des renseignements par sa famille.

OBSERVATION I

R... Francheline, trente-trois ans, employée au chemin de fer de l'Est, entre salle Saint-Paul, n° 8, en septembre 1899.

Hernie crurale droite du volume d'un œuf, récente.

Le 8 septembre, cure radicale. Incision au-dessus de

l'arcade de Fallope et parallèle à cette arcade. On arrive sur le péritoine pariétal. Le doigt introduit entre la paroi et le péritoine cherche alors le sac herniaire. On le trouve qui adhère en bas. Incision du sac, ligature et section. On trouve un diverticule du sac qui passe dans le canal crural, diverticule très étroit, permettant seulement l'introduction d'une sonde cannelée. On ne touche pas à ce diverticule. Suture de la paroi.

Le 30 septembre l'opérée part guérie, avec un bandage herniaire.

La malade est revue le 20 janvier 1901. Elle se déclare complètement satisfaite de l'opération. Il n'y a point de récidive. L'opérée a repris ses occupations habituelles sans aucune gêne, et deux mois après sa sortie de l'hôpital, elle a cru pouvoir quitter définitivement son bandage. La cicatrice a complètement disparu.

Donc, pas de récidive dix-sept mois après l'opération.

OBSERVATION II

P. Antoinette, quarante-deux ans, ménagère, entre salle Saint-Paul, 15, en septembre 1899.

Hernie crurale épiploïque gauche, grosse comme une orange, datant d'une dizaine d'années.

Le 16 septembre, cure radicale. Première incision de 3 centimètres environ au-dessous de l'arcade de Fallope et parallèle au canal crural, par laquelle on luxe la tumeur épiploïque. Deuxième incision parallèle à l'arcade et au-dessus d'elle. On ne peut songer à faire passer la tumeur herniaire par l'anneau. Incision du péritoine. Ligature et section de l'épiploon, qu'on tire par la première incision crurale. On termine par la suture du sac au catgut et la suture de la paroi.

Le 12 novembre la malade part guérie, avec un bandage.

L'opérée est revue le 15 janvier 1901. Très névropathe, elle nous déclare tout d'abord qu'elle n'est point satisfaite de l'opération, qu'elle souffre toujours du côté opéré, qu'elle a consulté plusieurs médecins, qui toutefois l'ont assurée que sa hernie était guérie, et qui tous, nous avoue-t-elle, lui ont dit qu'elle était très nerveuse.

Nous l'examinons alors, et nous nous assurons que sa hernie est bien guérie, pas d'impulsion à la toux. Elle a repris ses travaux, mais porte toujours son bandage herniaire. La cicatrice a complètement disparu. Enfin, elle porte une pointe de hernie crurale à droite, c'est-à-dire du côté opposé à l'opération.

Donc, pas de récidive seize mois après l'opération.

OBSERVATION III

N. Jean, trente-trois ans, journalier, entre à la salle Saint-Louis, n° 38, en octobre 1899.

Hernies inguinale et crurale coexistantes à droite.

Le 6 octobre, incision inguinale de la cure radicale. On tombe sur une hernie double, à cheval sur l'arcade crurale, non congénitale et sans rapport avec le cordon. La hernie crurale est adhérente aux plans voisins;

on l'on libère, puis on fait la ligature et la suture du sac sans ouvrir le péritoine. La hernie crurale contient un kyste sacculaire.

Reconstitution de la paroi par des sutures en étages.

Le 26 octobre, le malade part guéri. Il ne porte pas d'éventration.

L'opéré n'a pu être retrouvé par nous.

OBSERVATION IV

D... Françoise, soixante ans, ménagère, entre salle Saint-Paul, n° 3, en octobre 1899.

Hernie crurale épiploïque droite, du volume d'un œuf, datant d'un an, irréductible.

Le 12 octobre, première incision crurale verticale, par laquelle on luxe la tumeur herniaire. Deuxième incision parallèle à l'arcade et au-dessus d'elle. Le péritoine ouvert, on pratique la ligature et la section de l'épiploon hernié. Ligature et section du sac. Puis, la tumeur herniaire est extraite par l'incision crurale.

Suture de la paroi.

Le 30 octobre, on constate qu'à la place du sac, il s'est formé une petite cavité kystique contenant une sérosité hématique.

Le 7 novembre, la cavité s'est complètement vidée et la malade part chez elle, guérie, le 8 novembre.

L'opérée est décédée en décembre 1900 d'une affection pulmonaire. D'après les renseignements donnés par sa fille, elle avait repris ses petits travaux et ne se plaignait pas du côté opéré.

OBSERVATION V

C..., Camille, dix-neuf ans, forgeron, entre salle Saint-Louis, n° 69, le 8 août 1900.

Hernie crurale gauche, de la grosseur d'un œuf, datant d'une dizaine de mois, parfaitement réductible, mais qui occasionne quelques douleurs.

Le 9 août 1900, incision inguinale. On attire en haut la tumeur herniaire, on isole et on résèque le sac, et on enfonce profondément le moignon dans la fosse iliaque.

Le 22 août, le malade part guéri, avec un bandage herniaire.

Il est revu le 22 janvier 1901. La hernie a reparu aussi volumineuse qu'avant l'opération. Ajoutons toutefois que la plaie a suppuré secondairement assez abondamment. Le sujet a repris l'exercice de sa profession immédiatement après sa sortie de l'hôpital.

OBSERVATION VI

G..., Rose, trente-huit ans, cultivatrice, entre salle Saint-Paul, n° 17, le 1er octobre 1900.

Epiplocèle crurale droite, grosseur du poing, datant de dix-huit ans, de consistance irrégulière comme un lipome, irréductible.

Le 3 octobre 1900, cure radicale. Première incision crurale et verticale, par laquelle on luxe la tumeur herninaire. Deuxième incision parallèle à l'arcade et au-dessus d'elle. Le péritoine ouvert, on pratique la ligature et la section de l'épiploon ; puis la ligature et la section du sac. La tumeur est alors enlevée par l'incision crurale. Suture de la paroi.

Le 17 octobre, la malade part chez elle, guérie, sans bandage.

Elle est revue le 18 janvier 1901. Elle se déclare très satisfaite de l'opération. Il n'y a pas de récidive. Elle a repris ses travaux habituels sans aucune gêne, après avoir pris quinze jours de repos après sa sortie de l'hôpital ; elle n'a jamais porté de bandage.

Donc, pas de récidive au bout de quatre mois.

Terminons en ajoutant qu'une autre opération semblable a été pratiquée le 15 décembre 1900, chez un homme, pour une hernie crurale gauche. Mais l'opération est trop récente pour que nous nous en soyons occupés.

En somme, nous voyons que les résultats sont favorables. Sur cinq cas contrôlés, nous n'avons constaté qu'une seule récidive, encore celle-ci se rapporte-t-elle à un cas qui a suppuré secondairement et, d'après notre discussion, nous voyons qu'une des conditions de succès n'a pas été obtenue, c'est à-dire l'absence de suppuration.

Le sixième cas, nous n'en parlerons pas, ne l'ayant pas retrouvé ; constatons simplement que le fait que l'opéré ne s'est pas représenté à la visite, constitue déjà une probabilité pour l'absence de récidive.

En résumé, cette statistique, malgré le petit nombre

de cas qu'elle comporte, — et ajoutons qu'elle est sincère — est déjà très favorable et peut être rapprochée des meilleures statistiques des différents auteurs, d'autant plus qu'on peut y ajouter les deux cas de M. Tuffier, traités par la voie inguinale sans suture de l'anneau.

CONCLUSIONS

I. Une bonne opération de cure radicale de hernie crurale doit obtenir la destruction aussi complète que possible du sac et de l'infundibulum, qui, laissé en place, est ordinairement la cause d'une récidive. La fermeture de l'anneau crural ne joue qu'un rôle secondaire.

II. Les procédés de cure radicale qui visent uniquement la fermeture de l'anneau crural sont à rejeter comme insuffisants, quel que soit le mode d'occlusion employé.

III. La meilleure opération semble consister dans l'incision inguinale, qui permet la suture et la résection du péritoine aussi haut que possible.

INDEX BIBLIOGRAPHIQUE

Anderegg, Deutsche Zeitsch. f. Chir., 1886, t. XXIV, p. 307.
Ball, British medical Journal, 1887, t. II, p. 1272.
M. Banks, British medical Journal, 1887, t. II, p. 1259.
— — — — 1893, t. II, p. 1043.
A.-E. Banker, Med. Chir. Trans., 1890.
Bassini, Arch. f. klin. chir., 1894, t. XLVII, p. 1, et Padova, 1893.
P. Beyer, Traité de Chir., Duplay-Reclus, t. VI.
— Soc. de Chirurgie, 1892, t. XVIII, p. 341.
— Congrès français de chirurgie, 1895.
Bonomo, Congrès international de médecine de Paris, 1900.
Bresset, Résultats éloignés de la cure radicale de la hernie crurale (th. de Paris, 1895).
O.-V. Buengne, Deutsche Zeitschr. für Chir., 1895, t. XXXVII, p. 549.
Camson, Cure radicale de la hernie crurale (th. Lyon, 1893).
W. Cheyne, Lancet, t. II, p. 139.
Colzi, Cont. d. Chir. opérat. in Ruggi, p. 8.
E.-M. Cushier, Medical Record New-York, 1892, t. XLI, p. 471.
Cushing, Boston med. and surg. Journal, 1888, t. CXIX, p. 541.
Delagénière (du Mans), Archiv. prov. de Chir., 1896, n° 2, p. 61.
Dubois, Journal de Méd. chir. et pharm. de Bruxelles, 1885, t. LXXX, p. 481.

J. Fabricius, Centralblatt f. Chir., 1894, n° 6, p. 121.
Filliatre et Forget, Gazette des hôpitaux, 1901, p. 1.
Gesland, de la Myoplastie dans la cure radicale de la hernie crurale (th. de Paris, 1897).
Giordano, Gazz. med. di Torino, 1892, t. XLIII, p. 661. Analysé in Rif. med., 1892, t. III, p. 634.
Harkenbruch, Beiträge zur Klin chir., 1894, t. XI, p. 779.
Heuston, British medical Journal, 1887, t. II, p. 1206.
Jaboulay, Traité de chirurgie, Le Dentu, Delbet, t. VII.
Klein, Brüche der Wurmfortsatzes. Th. inaugurale de Giessen, 1868.
Kocher, Corresp. Blatt. f. Schweizer Aerzte, 1892, t. XXII, p. 561.
Lannelongue, Bull. de l'Académie de médecine, 6 juillet 1897.
Lockwood, Lancet, 1893, t. III, p. 1297.
Lucas Championnière, Cure radicale des hernies, Paris, 1892.
— Bull. de l'Acad. de méd., 25 août 1896.
— Journal de médecine et de chirurgie pratiques, 10 septembre 1896.
— Congrès international de médecine de Paris, 1900.
Macewen, Annals of Surgery, 1886, t. IV, p. 117.
— British med. Journal, 1887, t. II, p. 1263.
Marchand, Société de chirurgie, 1892, t. XVIII, p. 352
Mauviez, thèse de Lyon, 1893.
Mayor, thèse de Berne, 1889.
Narath (d'Utrecht), Congrès allemand de chirurgie, 1899.
Parlavecchio, Rif. medica, 1893, t. IX, p. 496-507
Poullet, Congrès international de Rome, 1894.
— Gaz. hebd. des sciences médicales de Bordeaux, 1894, t. XV, p. 172.
Poullet (de Lyon), Congrès français de chirurgie de 1898.
Raffa, Clinica chirurgica, 1897, n° 2.
— Centralblatt f. Chir., 1897, p. 653.
J.-L. Reverdin, Revue méd. de la Suisse Romande, 1887, t. VII, p. 112.
Reynier, Soc. de chirurgie, 1892, t. XVIII, p. 358.

Richelot, Soc. de chirurgie, 1888, t. XVIII, p. 349.
Rugni, Dell met. ing. nella cura radicale dell ernia crurale Bologna, 1893.
Salzer, Centralblatt f. chir., 1892, p. 665.
Schwartz, Soc. de chir., 1892, t. XVIII, p. 356.
— Assoc. fr. de chir., 1893, t. VII, p. 685
— Congrès international de méd. de Paris, 1900.
— Revue de chirurgie, 1900, t. II, p. 415.
Stanmore Bishop, Lancet, 1890, t. I, p. 1169.
Stonham, Lancet, 1892, t. II, p. 1198.
Thiriar, Mercredi médical, 1893, p. 249.
— Assoc. française de chirurgie, 1893, t. VII, p. 318.
Trendelenburg, Verhandl. der deutsche Gesellschafft, 1893, t. I, p. 76.
Tricomi, Rif. medica, 1892, p. 556.
Tuffier, Revue de chirurgie, 1896, n° 3, p. 240.
Vitrac, Revue de chirurgie, janvier 1901, p. 98.
J. Wood, British med. Journal, 1885, t. I, p. 1184.
— Med. Times and Gaz., 1885, t. I, p. 777.
— Med. Press. and Circul., 1885, t. XXXIX, p. 529 et XL, p. 5.

TABLE

Lyon. — Imp. Pitrat Aîné, A. Rey Succr — 20029

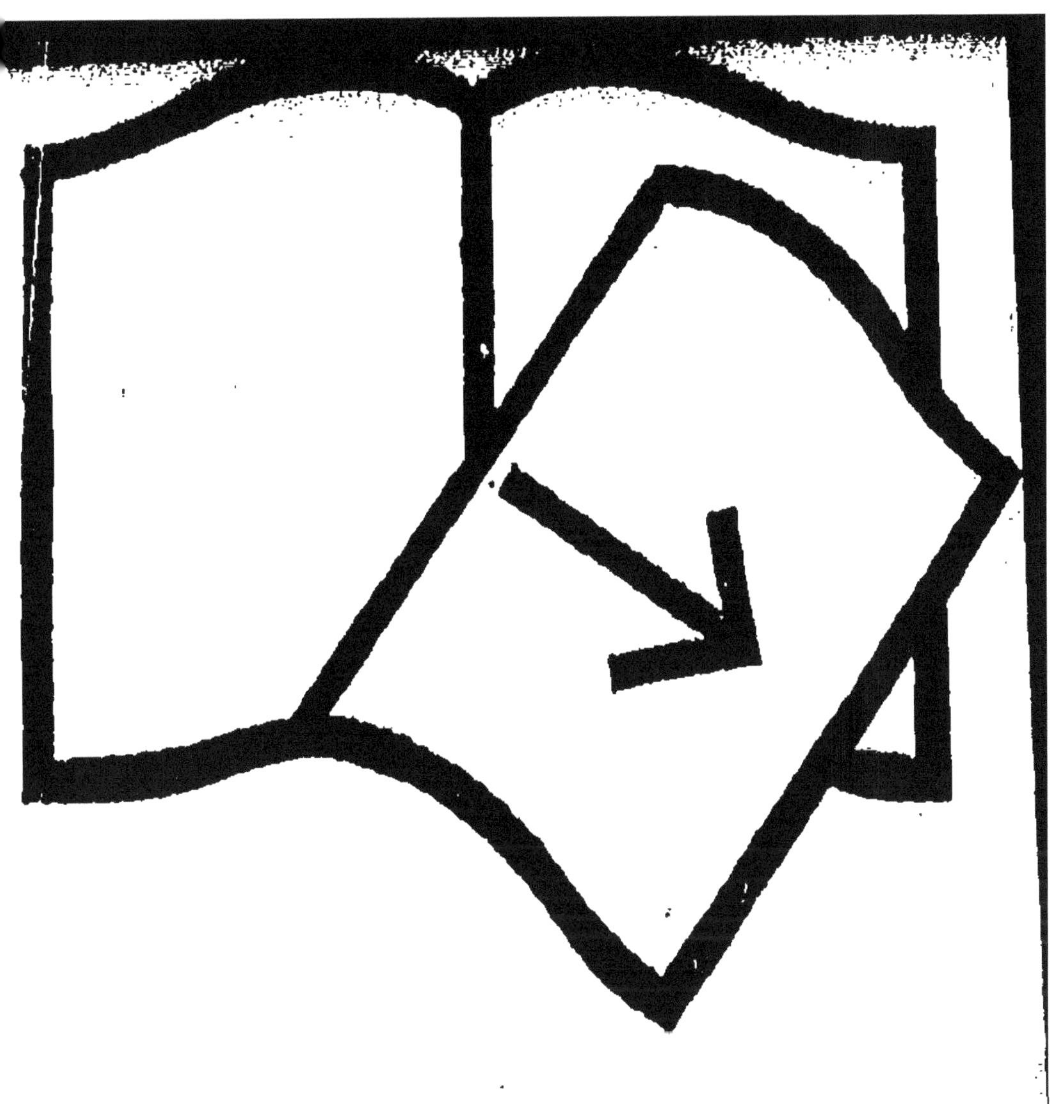

Documents manquants (pages, cahiers...)

NF Z 43-120-13

www.ingramcontent.com/pod-product-compliance
Ingram Content Group UK Ltd.
Pitfield, Milton Keynes, MK11 3LW, UK
UKHW022136190726
13855UKWH00003B/1162

9 782013 540353